Andrea Ade

MS + Fatigue

die unsichtbare Macht verstehen

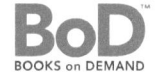

Andrea Ade

MS + Fatigue

die unsichtbare Macht verstehen

Bibliografische Information der Deutschen Nationalbibliothek:
Die Deutsche Nationalbibliothek verzeichnet diese Publikation in der Deutschen Nationalbibliografie; detaillierte bibliografische Daten sind im Internet über http://dnb.dnb.de abrufbar.

© 2014 *Andrea Ade*

Herstellung und Verlag: BoD – Books on Demand, Norderstedt

ISBN: 978-3-7357-4006-9

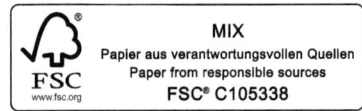

22. Februar 1990

Der Tag vor meinem 30. Geburtstag. Während andere am Vorabend ihres runden Geburtstages tonnenweise Salate rühren und nochmals die Getränkeliste durchgehen, sitze ich seit 14 Tagen in der Neurologie. Der junge Doktor, vielleicht in meinem Alter, hält ganz fest meine Hand. Das weiß ich noch genau. Wir sind beide stark, das fühle ich. Aber er weiß nicht, wie er es mir sagen soll – und so sage ich es ihm und er nickt! Am nächsten Tag fahre ich nach Hause, die tickende Bombe im Handgepäck – meine Diagnose MS.

3 Jahre später: Die Besuche beim Neurologen habe ich eingestellt. Was will ich mit mitleidigen Blicken und Cortison-Therapien? Lieber stöbere ich in der Esoterik-Ecke unseres Buchladens, verschlinge alles, was mir in die Hände fällt - schließe einen Pakt ... mit der Zeitbombe.

Meine beste Freundin - wir haben ein Theater-Abo. Der junge Doktor ist auch immer da. Ich spreche ihn nicht an, warum sollte er sich an mich erinnern? Aber in den folgenden Monaten wird er immer weniger – geschockt beobachte ich diese Veränderung. Irgendwann kommt seine Begleitung allein.

Fast zeitgleich lerne ich den Mann meines Lebens kennen. Er gibt mir Kraft und Mut ...und so viel

Liebe. Es geht gar nicht anders, wir müssen gemeinsam weitergehen und ich ziehe einfach zu ihm.

2010 - 22 Jahre sind seitdem vergangen. Viele Jahre habe ich den Pakt eingehalten. Immer auf die Signale meines Körpers gehört und mich dann geschont. Ich sprach nie darüber, verbot jedem das Wort! Jedem? Genau 3 Leute wussten davon - und in meinem neuen Leben? NIEMAND! In den letzten Jahren zog die Leichtsinnigkeit in mein Leben und ich sprach zu den 3 Leuten von einer Fehldiagnose.

Tja, aber dann ist so viel passiert. Das Schicksal fuhr Sonderschichten, mein Mann und die Tochter wurden beide sehr krank und manche Freunde gingen ohne Wiederkehr. So verschwand die Leichtigkeit aus meinem Leben und es war mir nicht mehr möglich, auf die Zeichen zu hören.

Im Sommer ist es dann passiert. 14 Tage Komplettausfall und niemand wusste, was mit mir los war. Ich ging dann wieder arbeiten, hatte jedoch das Gefühl, jeden Tag einen Drahtseilakt vollbringen zu müssen. Alles war so anstrengend geworden und so gab es letztendlich nur noch einen *Ausweg*. Alles musste weg, denn ich konnte nicht mehr. *Alles* war in dem Fall der Job und vier Monate später blieb ich dann zuhause. Als Zwillingsoma sieht man keiner Langeweile entgegen, da war ich mir ganz sicher, aber schon wieder sprach der Körper sein Machtwort. Die Bewältigung des ganz normalen Alltags wurde zum Hochleistungssport und ich war sehr oft krank. Jeden Virus nahm der Körper dankend an, um dann wieder tagelang feste im Bett zu liegen. Es ging einfach nicht aufwärts. Mein bester Doktor sprach von Zukunftsangst, aber ich erbat eine Überweisung zum Neurologen. Der Befund des MRT war niederschmetternd, aber jetzt gab es wenigstens eine Erklärung für meinen Zustand. Da hat die Bombe mich aber ganz schön gelinkt – oder ich habe sie sehr enttäuscht.

Vielleicht sollten wir auch noch mal reden *meine Bombe* und ich. Jetzt rede ich aber erst mal hier – und zwar genau 5 Wochen lang.

(geschrieben in der Rehamaßnahme und veröffentlicht im Mühlengrundjournal 2012, Reinhardshausen)

und seitdem schreibe ich über diese Macht, die vom Leben abhält

Morgen

Morgen fang' ich an zu leben
morgen fang' ich an zu reden
morgen fang' ich an zu schreiben
morgen werd' ich nicht mehr leiden
morgen weiß ich wer ich bin
eins dazu und zwei im Sinn
zwei für morgen, nur nicht heute

HOFFNUNGLOS
schluckt da das Heute

Die Lebensversion **mit** Fatigue
ist wie ein Laufrad
in dem wir uns täglich bewegen,
das so rund ist
und ohne eine Tür

Ausgang finden zwecklos!

Sehnsucht

Sprechen wir heute mal
von vergangenen Zeiten.
Es geht um die Ruhe
nicht die vor dem Sturm.
Es geht um Gelassenheit
und die Geborgenheit
den Punkt der Stille fühlen
Zuhause sein in sich
und diese Ruhe spüren.

mit so einer Krankheit fast unmöglich,
du handelst nicht mehr selbsterklärend
kannst nur noch darauf hoffen,
dass man dir glaubt
vorzuweisen hast du ja nichts mehr

Fatigue – die unsichtbare Macht

mindestens 3 x täglich

FATIGUE

mindestens 3 x täglich
vor oder nach dem Essen
sowie beim Aufstehen
und nach dem Hinlegen.
Bei sämtlichen Tätigkeiten
auch beim *an die Decke* starren.

Es gibt keine Gebrauchsanweisung
oder einen Beipackzettel
und den Arzt oder Apotheker
brauchst du nicht zu fragen …

ich kämpfe seit 2010 mit der Fatigue
und schreibe seitdem über diese unsichtbare
Macht, die mich vom Leben abhält.

Wo ist deine Stärke geblieben?

Weggespült und fast ertrunken
sitzt du erschöpft am Strand
der verbliebenen Realität.

Ratlos, schwach und völlig ergeben
hat das Meer der Verzweiflung
dich mitgerissen,
doch auch wiedergegeben.

Nun liegt es an dir
die Wellen ziehen an deinen Füßen
aber dein Kopf kann immer noch denken
und fragt sich, warum hast du überlebt?

Da war doch was mit wollen oder Wille
das schaffst du und HAST diese Stärke
NUR DARUM hast du überlebt.

Schicksal

Da ist ein Leben
und das ist dir.

Du kannst dich weigern
schreien und verneinen
und doch bleibt es bei dir.

Das Beste ist
die Lücke finden
im System.

Lebenskunst entsteht
und hilft uns
das zu überstehen!

*Hell*sehen

Jeder braucht ein Licht
in seiner kleinen Welt
denn wenn es dunkel wird,
zeigt dir das Licht die Welt.

An meine MS

Mich brauchst du doch
nicht wirklich.
Du hast so viele…
Aber ich brauche mich,
ganz dringend.

Ich werde so gebraucht!

Warum ich?

Demut kenne ich,
Ignoranz – damit lebe ich
Wut – kenn' ich nicht
Hoffnung – daran arbeite ich
Leben - wer will das nicht

Das Schicksal flüstert,
besinne dich und werde
endlich still und leise…

Wie kann man sich nur so vergessen?

Das Leben drückt dich an die Wand
ein Gesicht besitzt du gar nicht mehr.

Die Hände kannst du heben,
doch Schutz werden sie nicht geben.

Zwischen dir und dieser Wand
steht nur noch deine Angst.

Du hast dich selbst vergessen
viel ist da nicht mehr und
lange schon bist du verloren

…….aber auch nur vielleicht
denn immer wieder

gibt es sternenklare Tage
        wir müssen sie nur sehen.

Ins Abseits treiben

Ich spüre sie
die Veränderung
um mich herum
und es macht mich
noch nicht mal traurig:
Auch nicht böse
oder enttäuscht.
Unglaublich
diese Veränderung.
Vielleicht
staune ich auch nur
erstmal   !!!

Zwei Welten

die sicher näherkommen
Verrückte schaffen das!
Verrückt ist
sagt man
wer den Weg verlässt.

Plötzlich bist du krank

und viele, die du kennst, wollen für dich da sein. Dein Telefon steht nicht mehr still und alle **wollen** sich kümmern. Doch du musst erst mal dich erfahren, in dieser neuen Welt. Sich selber neu erkennen – geht schlecht, wenn's Telefon immer schellt. Während du um Stärke ringst, gibt Telefon schon auf, denn Freunde reagieren irritiert auf dieser Stille: *"der kranke Mensch will das wohl so, macht das jetzt mit sich selber aus und ist doch überhaupt sehr stark"*

Beruhigt und guten Gewissens schlagen alle ihre Schneisen neu und du wirst so vergessen.

Zukunft so hell

Es
gibt nicht
nur dunkle Tage
arbeiten wir an dieser
Aussage

Hunde können keine Leitern steigen

Der Fallschirm trägt mich sanft zurück.

Doch nicht ins alte Leben
das würde ich gar nicht schaffen

Muss mich nun neu kreieren
das *Feld* fällt um vor Lachen.

Es ist mein Umfeld
das mich nicht versteht.

Doch ich -
ich habe mich gewählt

Sollen sie doch denken
was sie wollen.

Der Weg ist da
ich kann ihn sehn.

Alleine kann man auch gut weitergehen
denkt man

Fatigue und sonstiges

Wenn mich noch mal jemand fragt, *wie geht es dir* – gibt's ne wahrheitsgemäße Antwort: **Ich kann nicht mehr.**

Aber es ist still geworden, fragt fast keiner mehr und was nicht still ist, schwingt den Hammer der Zerstörung. Den muss ich zum Schweigen bringen, zumindest mal in mir.

Die Substanz zum kleben habe ich in der Hand, muss sie nur zum Einsatz bringen: Das ist wie mit dem Frühling – er hinterlässt eine Spur, die zum Leben erwacht.

ihr könnt mich alle mal würde ich jetzt am liebsten schreiben.

egal wohin du schaust

Die
ganze Welt
trägt unbequemes Scherbenkleid
wer mag kann ständig
kleben

Stopp – ein Schub

Gestern, an einem so wichtigen Tag, passiert es mal wieder. Ein Jahr ist es jetzt bald her. Ich schwimme weg – so fühlt es sich an und ziehe direkt die Notbremse. Immerhin, schon einen Schritt weiter :-)

So falten jetzt Gedanken meine Wäsche und der Regen rauscht dazu.

ich brauche ein Haiku-Tagebuch, eine schöne Idee und sehe mich in der Kurve in der Überholspur.

DAZUGELERNT !

Wachstum

Sieh
dich an
hol den Spiegel
vertraue dem was du
siehst

Niemandsland

Rede nicht mehr mit dem Wind
er trägt deine Worte ungehört davon.

Warte auch nicht auf ein Wunder.
Genieße, was um dich herum passiert.

Greife nicht mehr nach den Sternen,
zähle was du hast, in deiner Hand.

Aber gehe, soweit du kannst
auch wenn dein Leben Grenzen hat.

Richte deine Sinne nur nach innen
und wünsche dich nicht ins Niemandsland.

Meeting

Der Hunger in uns
findet die Kraft zum Leben
Krankheit trifft auf Tag

die Angst tanzt jetzt schon Tango

Habe Schwindel, seit gestern.
Der Tag hatte es aber auch in sich.
Nerven behalten und vielleicht mal ruhen
 und dabei nachdenken…….

*„es gibt Dinge zwischen Himmel und Erde, so
viel schönes, Interessantes und Unheimli-
ches, das man nicht fassen kann.
Braucht man auch nicht, es geschieht sowieso"*

halte dich doch einfach erstmal aus

Bewahre dich,
behüte dich,
halte dich,
Vertraue dir.

Aber Kraft schöpfen
kann man erst,
wenn die Angst besiegt ist…

Das Haus im Wald

Durch dichten Nebel dringt Musik an dein Ohr. Du gehst durch den Wald, kommst dir verloren vor, doch du weißt, irgendwo hier steht dein Haus. Die Melodie hüllt dich ein in ihren warmen Mantel, so geborgen hast du dich lange nicht gefühlt: An der nächsten Lichtung steht die große Kraft sie reicht dir lächelnd ihre starke Hand.

Gedankenverloren durchwandert ihr die Wälder und erreicht irgendwann dein kleines Haus.
Die Kraft reicht dir den Schlüssel und spricht "ich hole Holz, du ruhst dich erstmal aus"

Irgendwas geht immer

Trotzdem, ich mache weiter!
Kämpfen, nein? Erleben ja!
Alles so ein Mist,
traue mir selber nicht (mehr).
Als erstes muss die Angst erlebt werden.
Bekämpfen hat ja keinen Zweck.

Stadtgespräch im Sperrbezirk

Alle waren da und haben es gesehen. Die Sensation perfekt inszeniert und dabei ganze Arbeit geleistet. Montagmittag konnte ich auf einmal nicht mehr alleine laufen und sehen. Das Gleichgewicht riss mir den Boden unter den Füßen weg. Die Kortison Stoßtherapie lässt mich nicht schlafen, gibt mir nun 24 Stunden Zeit zum Nachdenken. Ruhen soll ich mich, entspannen und nicht so viel nachdenken. Wie soll das gehen, wenn das Feuerwerk der Schadenfreude unentwegt über mir explodiert?

Ein Schub, trotz Therapie

Grenzenlose Stille in der Dreier-Konferenz:
Die Bombe spielt versonnen und überlegen an ihren Fäden, die meine Welt bedeuten.
Exsklavia schaut verlegen und hat schon einen Termin zur Nachschulung.
Ich fühle nur grenzenlose Ruhe, Vertrauen und Zuversicht.....

DAS SPIEL HAT BEGONNEN
                         - reine Nervensache

Abschied

eine Nebenwirkung der MS:
Wenn Freunde gehen

Ich werde nicht schimpfen
und auch nicht schreien
ich werde gar nichts mehr sagen
auch nichts mehr denken.

Das ist vorbei
genug ist passiert
immer hab ich probiert
und auch so viel gesagt
in den blauen Himmel hinein:

Doch der sprach irgendwann
nie mehr zurück.

*Lächle, und die Welt lächelt zurück
sehr witzig* ☺

!!!

außerhalb des Regelfalls

Das hat MS so gern:
Als Schiffchen treiben
in Gefühlswelten.
Der Himmel
sollte dunkel sein,
kein Licht
mehr scheinen.
Da lebt MS
und blüht,
blüht auf,
blüht neu
und immer
wieder anders.
Da lebt sie gern
hat Macht
kann quälen,
variieren,
lässt sich
von niemand stoppen!!!

denkt sie, ……..
sie kennt den Regelfall noch nicht

der Regelfall

1 bis 1000 goldene Regeln
die MS milde zu stimmen

Vergiss mal deine traurige Gestalt
versuche dein Bestes ab jetzt und hier
täglich ein bisschen mehr für dich
- freie Zeit
- Hausarbeit
- Nachdenkzeit
- Schlafenszeit
ergibt pro Anteil = 6 Stunden.

Das ist doch ein Ansatz
und so beginnen wir:
Nicht mehr im Elend verzweifeln
du hast doch jede Menge freie Zeit.
Die Hausarbeitszeit schaffst du nicht mehr
- so erhöht sich auch der der Anteil
dieser unproduktiven *lähmenden* Zeit.
Und er hilft dir – noch mehr in
deinem Leid zu versinken
denn mehr machst du nicht daraus!!!!!

Also fang an – jetzt und hier, vielleicht mit mir
täglich auf ein Neues.

im Wellengang

Wer über sich selbst lacht
kann gar nicht untergehen.

Über die Krankheit lacht niemand
deshalb kann sie Selbstironie
auch nicht verstehen
und nimmt dich so beleidigt mit
beim Untergehen.

Ein guter Vorsatz
Das machen wir solange,
bis auch sie mal lacht

Der MS geben viele einen Namen: Mademoiselle, Miststück und dergleichen. Ich weiß nur, sie wird nie mehr von meiner Seite weichen und weiß immer, was der Körper vorhat.

Dann schwingt der Finger, der verneinend winkt und mich bösartig lächelnd in die Knie zwingt.
Ein Spielverderber und mir fällt dazu ein. Das Fräulein Rottenmeier könnte dann mein Name sein, für diesen Frust, der mich all das Schöne verbietet.

Wenn "denken" Leben lähmt

Du kommst mit dem Alltag nicht mehr klar.
Der Kopf macht die *Grätsche*,
jeder Gedanke, jedes Gespräch,
alles wird zur Qual.
Dabei wirst du gebraucht.
Ein Teufelskreis,
wie geht ein Leben ohne Denken?
Für mich undenkbar.

5 Briefumschläge aufgemacht,
1 Maschine Wäsche und
2 Stunden im Garten
sowie die Tatsache,
am Sonntag Geburtstag feiern zu wollen

und schon ist alles wieder beim Alten - der böse Finger, er winkt NEIN – nimmt dich gleich mit in seine kranke Welt!

Aber nur wer aufgibt, der geht unter:

Geburtstage kann man nachfeiern und
die zwei Stunden im Garten waren es mir wert

der
vorlaute Schreck

einfach Vergessen,
darin ruht das Geheimnis.
Gib dem Problem keinen Namen
keinen Raum sich einzunisten
schenke ihm nicht einen Gedanken,
zeige nicht deine Angst und Hilflosigkeit
verweigere jeglichen Kontakt.

Dann wird es einsam,
sitzt isoliert in irgendeiner Ecke,
hat auf einmal selbst ein Problem…

Auch als guter Mensch
kannst du damit leben!

Es regnet
doch im Herzen
scheint die Sonne
so kalt ist es
trotzdem
bist du im Garten

Für Dich

Das macht die Zeit

Ganz schwere Zeit
und was machst du?

Du lachst
ganz sicher nicht
baust einfach an
am Schneckenhaus
und Jahre können
so vergehen.

Doch irgendwann
musst du mal raus
und nach
dem Rechten sehn.

ich wünsche dir viel Glück dabei
und hoffe mich an deiner Seite

die Idee

Eine Idee
sie steht im Raum
die Tür war angelehnt
.... so kam sie rein
Gedanken folgen
lachen lärmen
rücken Stühle
so lebendig
kann das Leben sein
wenn man vergisst
nur eine Tür zu schließen

Die Idee ist wirklich groß
ich dagegen furchtbar klein.
eine Idee braucht Platz und einen Raum,
sie braucht Zeit und viel Geduld
auch jede Menge Energie.

Warum steht sie dann in meiner Tür?
Ich kann ihr all' das nicht bieten,
trotzdem kommt sie rein…

Danke an alle
die zu mir halten

Das Schreiben
ist die Farbe
meines Lebens geworden,
der Container vor der Tür
und der Besen im Gehirn,
zum Tuch
das trübe Gedanken
einfach wegwischen kann.

und mich
zu diesem
kleinen Buch
ermutigt haben

Andrea Ade
www.die-vanga.de